T 6
C 38

MÉMOIRE

SUR L'ÉTAT DE L'ATMOSPHERE

A METZ,

ET

SES EFFETS

SUR LES HABITANS DE CETTE VILLE,

OU

RÉFLEXIONS

Sur les dangers d'une Atmofphere habituellement froide & humide, & les
moyens de les prévenir ;

Par M. MICHEL DU TENNETAR, *Conſeiller
& Médecin ordinaire du Roi, Profeſſeur Royal
de la Faculté de Médecine en l'Univerſité de
Nancy, Agrégé d'honneur au College des
Médecins de la même Ville, de la Société
Royale de Médecine de Paris, de celle des
Sciences & des Arts de Metz, &c.*

SECONDE ÉDITION.

A NANCY,

Chez C. S. LAMORT, Imprimeur, près
des RR. PP. Dominicains. N°. 176.

M. DCC. LXXVIII.

AVERTISSEMENT.

IL est si rare que le Peuple soit reconnoissant du bien qu'on cherche à lui faire; il est si ordinaire, qu'entraîné par de vieilles habitudes, il rejette tout ce qui peut les changer, même lorsqu'elles lui sont nuisibles, qu'il faut la plus grande circonspection pour proposer quelque réforme. Ce n'est qu'après avoir communiqué à M. l'Intendant de la Province, les réflexions que présente ce Mémoire, que j'ose le publier. Le desir général que M. de Pons témoigne pour procurer le mieux être des objets dont l'administration lui est confiée, m'avoit enhardi à lui offrir ce travail sur les vices de l'atmosphere Messine, & les moyens de les corriger. Il m'a permis de le faire paroître sous ses auspices. Cet empressement à favoriser les tra-

A 2

vaux utiles, eſt du plus heureux augure pour mes Compatriotes.

Il exiſte à Metz des Médecins aſſez inſtruits pour avoir vu les dangers attachés à l'état habituel de l'air qu'ils reſpirent, & aſſez bons Citoyens pour deſirer de les voir anéantir (*). Je ne doute pas qu'ils n'aient eu le projet de mettre ſous les yeux du Public quelques réflexions utiles ſur cet objet. Ils me loueront de les avoir prévenus ; & loin de m'envier cet avantage, ils ſe joindront à moi pour opérer le bien, & ſuppléeront par leurs obſervations à celles qui me ſont échappées. Ils ont trop de connoiſſances & de talens, pour porter envie à perſonne.

(*) M. Read, en particulier, a fait aſſez voir, par pluſieurs bons Ouvrages relatifs à la Province, combien il étoit bon Médecin & bon Citoyen.

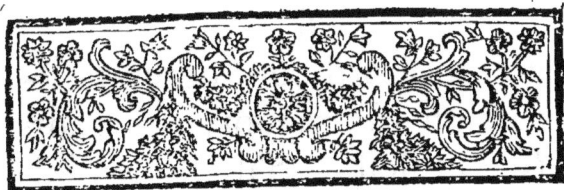

MÉMOIRE

SUR L'ÉTAT HABITUEL

DE L'ATMOSPHERE

A METZ.

„ Celui qui veut s'inſtruire
„ de la Médecine, doit exami-
„ ner, avec beaucoup de ſoin,
„ toutes les ſaiſons de l'année,
„ & les effets qu'elles peuvent
„ produire.... Il doit connoître
„ les propriétés des vents froids
„ & des vents chauds, tant de
„ ceux qui ſont communs à tou-
„ tes les contrées, que de ceux
„ qui ſont particuliers & qui
„ regnent en chaque Pays.... Un
„ Médecin donc qui arrive dans
„ une Ville qu'il ne connoît pas,

A 3

» doit d'abord confidérer fa fi-
» tuation par rapport aux vents
» & au foleil.... S'il eft bien inf-
» truit de ces chofes, il prédira
» par avance les maladies géné-
» rales dont cette Ville fera af-
» fligée à chaque faifon ; il faura
» ce qui contribue le plus à la
» fanté ; & fûr de fon art, il
» marchera fans crainte dans le
» traitement de fes malades. «

Tels font les confeils qu'Hippocrate donne aux Médecins qui
aiment leur état, & que l'amour
de leurs femblables a fait entrer
dans la carriere épineufe de l'art
de guérir. Ces confeils font le
le réfultat des obfervations les
plus exactes & d'une expérience
confommée.

En effet tous les Médecins
obfervateurs conviennent que
les différences de l'atmofphere &
des faifons, produifent dans les
maladies des différences fenfi-

bles, qu'il eſt néceſſaire de ſa-
voir calculer & apprécier, ſi l'on
veut ſe mettre à l'abri du repro-
che d'ignorance ou de légéreté.

Il eſt plus dangereux qu'on
ne le penſe communément, de
preſcrire un remede dans une
maladie, ſans faire attention à
la conſtitution habituelle du climat ou à celle de la ſaiſon. Les
fievres ne préſentent pas dans
un lieu ſec & élevé les mêmes
phénomenes que dans un lieu
bas & humide. On connoît aſſez
la différence qui exiſte entre les
fievres intermittentes du printemps & celles de l'automne.
„ Tels ſont les temps, dit Hip-
„ pocrate, telles ſont les ma-
„ ladies. Dans l'hiver, la pituite
„ s'amaſſe, elle prédomine au
„ printemps, mais le ſang ſe
„ raréfie. Le ſang fermente en-
„ core pendant l'été, mais la
„ bile s'échauffe & ſe met en

» mouvement. Dans l'hiver, l'a-
» trabile eſt en abondance &
» très-agaçante. Si telle ou telle
» conſtitution de l'année pré-
» domine, on verra auſſi domi-
» ner les maladies qui en dé-
» pendent. «

Il eſt donc bien eſſentiel de ne
point traiter en général une maladie d'après ſa dénomination.
» Ce n'eſt nullement par la no-
» menclature des maladies qu'il
» faut juger de leur identité
» ou de leur différence. « Ce
feroit une routine dangereuſe
& condamnable. Il faut aupa-
ravant conſidérer les circonſ-
tances qui accompagnent le
mal; examiner ſi & comment il
peut dépendre des lieux que le
malade habite, ou de la ſaiſon
pendant laquelle il eſt attaqué.
La combinaiſon prompte & juſte
de tous ces phénomenes & de
leurs rapports, doit diriger tou-

tes les vues pratiques du Médecin.

Les avantages qui réfultent de ces connoiffances font précieux fans doute , puifqu'ils doivent concourir au foulagement des Citoyens ; ofons en efpérer un plus précieux encore : celui de les mettre à l'abri des maladies auxquelles ils font le plus fréquemment expofés. Si , en morale , le principal but du Légiflateur , le feul peut-être digne de lui , eft de prévenir le crime, bien plus que de fixer le jufte degré de peines qu'il mérite ; de même , en phyfique , la route la plus fûre pour devenir généralement utile , doit être de prévoir les maladies , & de favoir employer à propos les moyens capables de les prévenir.

Il fera donc utile de rechercher quelles font les caufes des maladies qui affligent le plus ordinairement la Ville de Metz, dépendantes de l'état habituel de l'air qu'on y refpire & des variations des faifons. Il fera plus utile encore d'établir les moyens d'en corriger ou diminuer les influences nuifibles.

Pour traiter ces objets avec plus d'ordre & d'une maniere plus intelligible, il faut préfenter d'abord un tableau général des divers effets de l'air, felon qu'il a plus ou moins les qualités dont il eft fufceptible.

L'air eft un des principes conftitutifs de l'homme & le plus néceffaire à fa confervation ; il nous environne & nous preffe de toutes parts, nous le refpirons, il agit fans ceffe fur nous & au dedans de nous, il pénetre nos corps de mille façons, il fe mêle & fe confond avec les humeurs, il entre dans leur compofition comme dans celle des

parties les plus folides. Ces af-
fertions font prouvées par des
expériences inconteftables. Il
n'eft donc pas étonnant qu'il ait
fi fpécialement attiré l'attention
d'Hippocrate, cet obfervateur
fi exact, qui l'a regardé comme
la caufe la plus générale de la
fanté & de la maladie.

De fa nature l'air eft un corps
fluide, invifible, infipide, pefant,
élaftique, fufceptible de raréfac-
tion & de condenfation, qui em-
prunte fes bonnes & fes mauvaifes qualités des corps étrangers
dont il fe charge. C'eft le véhi-
cule univerfel de tous les corps
en décompofition.

L'air peut être fucceffivement
chargé ou privé de feu & d'eau.
Delà les variétés du froid & du
chaud, de la féchereffe & de l'humidité. Ces difpofitions généra-
les de l'air s'établiffent par les
vents. Ce font eux qui modifient

la température de prefque toutes
les régions de la terre ; ils ren-
dent la différence des faifons plus
ou moins fenfible ; c'eft par eux
que l'air opere des changemens
continuels fur nous, au moyen
des diverfes exhalaifons dont il
peut fe charger.

Le froid ne peut s'exprimer
que par la diminution de la chaleur. Il refferre les corps, il en
rapproche les élémens ; chacun
peut obferver qu'il fait difparoî-
tre les veines de la peau, qu'il
en crifpe la furface & lui donne
de la rudeffe. Il augmente notre
agilité, parce qu'il rend nos folides plus fermes, plus actifs,
qu'il augmente leurs forces. Il
accélere le cours des liquides ;
mais s'il devient exceffif, il le
ralentit au point de le fupprimer
tout-à-fait & de faire périr ceux
qui y font expofés. Le trop de
roideur que les folides acquierent

par un froid confidérable long-
temps continué, l'épaiffiffement
qui en réfulte dans les fluides,
augmentent de part & d'autre
la réfiftance, au point de faire
ceffer le mouvement circulatoire
qui entretient la vie. Un autre
danger qui réfulte de l'action du
froid même le plus utile, c'eft
que les folides ayant été long-
temps dans un état de tenfion
auquel ils ne font point accou-
tumés, tombent tout-à-coup dans
le relâchement & une forte d'a-
tonie, lorfque la caufe de cette
tenfion vient à ceffer. C'eft à cela
qu'il faut attribuer l'abattement,
la péfanteur qu'éprouvent les fujets foibles à la fuite du froid.

Les effets généraux de la chaleur, font la dilatation, l'exten-
fion des corps les plus durs, &
par conféquent l'affoibliffement
de la cohérence des parties. Elle
agit fur les folides & les liquides

de la machine humaine d'une maniere analogue, elle diminue les forces & l'activité, elle jette dans l'abattement, la laffitude, le defir du repos ; elle affoiblit les digeftions & diminue l'appé-tit ; elle raréfie les humeurs & augmente la tranfpiration, par ce moyen les parties les plus fub-tiles du fang font entraînées hors du corps, & les parties gelati-neufes nutritives fe diffolvent & fe diffipent.

Un air fec jouit de toute fon élafticité, il eft en général très-fain, lorfqu'il n'eft ni trop chaud ni trop froid ; il donne de l'agi-lité, de la gaieté, des forces. Les nerfs & les vaiffeaux en devien-nent plus actifs, la circulation en eft plus facile, l'appétit plus franc, les digeftions plus nettes, toutes les fecrétions plus décidées, & les excrétions plus régulieres.

L'air fec & froid prépare aux

maladies inflammatoires, parce qu'il épaiffit le fang fans en diminuer le mouvement d'une maniere fenfible.

L'air fec & chaud favorife la difpofition aux engorgemens fanguins. » En général, dit Hippo-
» crate, les féchereffes ne font
» pas fi mal faines que les pluies
» confidérables; il meurt moins
» de monde pendant les pre-
» mieres. «

L'humidité de l'air relâche les folides, diminue le mouvement circulatoire des liquides & rend les fecrétions pénibles. Dans cet état de l'atmofphere, la tranfpiration fe fupprime, les pores abforbans fe rempliffent d'humidité, la machine s'affaiffe & perd toute fa vigueur, l'efprit & le corps font dans un état habituel de langueur.

Si le froid fe joint à l'humidité de l'air, la tranfpiration en eft

plus fûrement & plus conftamment fupprimée. On devient
moins agile en raifon du degré
de ces deux qualités réunies de
l'air ; les excrémens s'accumulent, ce qui produit une grande
quantité de pituite, de glaires &
de fluxions catarrhales. Les maladies qui font produites par cette
caufe, en font plus opiniâtres.

Si l'humidité fe trouve jointe
à la chaleur, il peut en réfulter
des accidens bien plus graves :
l'humidité qui relâche occafion-
nera un plus grand abattement,
fi la chaleur qui dilate & ouvre
les pores facilite fon action. Les
folides s'abreuvent davantage de
cette humidité, & les fluides
s'imprègnent plus facilement des
parties nuifibles dont l'air humide
eft chargé. Bientôt l'inertie s'éta-
blit, & l'on voit naître la tendance à la putréfaction. La chaleur exalte les principes de nos

humeurs, & la diſſolution qu'y porte l'humidité en facilite la dépravation. Cela arrive d'autant plus ſûrement, que la matiere de la tranſpiration ſupprimée y répand un principe d'acrimonie qui ſert de ſtimulus au mouvement ſpontané de décompoſition vers lequel nos fluides tendent naturellement.

C'eſt d'après ces principes fondés ſur l'obſervation conſtante des ſiecles précédens, que nous devons juger des effets généraux de l'atmoſphere Meſſine, après avoir reconnu ſes qualités les plus habituelles.

La Ville de Metz eſt ſituée au confluent de la Seille & de la Moſelle, en partie dans un fonds, & en partie ſur un côteau, au vingt-troiſieme degré cinquante-une minutes de longitude, & au quarante-neuvieme degré ſept minutes ſix ſecondes de la—

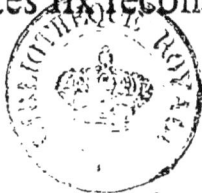

titude. La Moſelle environne
cette Ville à l'occident & au
nord, une digue de pierre dé-
tourne le cours de cette riviere
& la partage en deux canaux,
dont l'un baigne les murailles de
Metz, & l'autre entre dans la
Ville, où les eaux ſont retenues
par des écluſes. Elles la traver-
ſent par deux bras qui s'ouvrent
à la pointe de l'Iſle du Saulcy,
qui renferme aujourd'hui les Hô-
tels de la Comédie & de l'In-
tendance, & ſe réuniſſent der-
riere la Maiſon du Palais-Royal.

Il s'échappe de la Moſelle,
à l'entrée de la Ville, un troi-
ſieme bras par la digue des Pu-
celles, dont une partie va join-
dre le Pont-des-Morts, & l'autre va tomber près du Cime-
tiere des Juifs en Chambierre.

La Seille environne Metz au
midi & à l'orient, elle ſe partage auſſi en deux bras, dont l'un

baigne les murs de la Ville, & l'autre en traverſe toute la partie orientale dans un canal pavé. Lorſqu'elle déborde, elle entre juſqu'à une certaine hauteur dans les maiſons qui couvrent ſes deux rives. Elle eſt retenue dans ſon cours par pluſieurs écluſes ou vannes, & ſe réunit enfin à la Moſelle, à l'extrêmité du retranchement de Guiſe, vis-à-vis de l'Iſle de Chambierre.

Dans l'éloignement, la Ville de Metz & le Pays Meſſin ont au midi les hautes montagnes des Voſges, au levant, deux chaînes de ces montagnes les couvrent en partie & les ſéparent de l'Alſace. Le Barrois & la Champagne bornent la Province au couchant. Du côté du nord, le Pays eſt découvert en grande partie, & dans le reſte il eſt environné des Bois de l'Ardenne, & de ceux de la Sarre.

Le fpectacle des environs de la Ville de Metz pendant la belle faifon, enchante l'œil du Spectateur; pour peu qu'il foit fenfible, il jouit avec enthoufiafme de l'afpect varié que lui préfente la nature : des côteaux chargés de Villages & de vignes; des plaines coupées par les napes d'eaux immenfes que forment les divers détours des rivieres; des prairies fécondes qui annoncent une récolte abondante; des terres arables qui trompent rarement l'efpoir du cultivateur; des maifons de plaifance, des jardins fans nombre remplis d'arbres à fruits & de légumes de la meilleure efpece; tout annonce la richeffe du fol & le bonheur de ceux qui le cultivent.

Charmé de ce coup d'œil intéreffant & féducteur, on s'avance vers la Ville, en fe promettant de nouveaux plaifirs;

mais à peine eft-on arrivé dans l'intérieur de la Place, que la furprife fuccede à l'admiration. La vue eft choquée par l'afpect de Maifons, la plupart antiques, & dont le plus grand nombre eft à deux ou à trois étages, bâties folidement, à la vérité, mais fans agrément extérieur & d'une architecture agrefte. Les rues font généralement étroites & tracées en lignes courbes, le plus fouvent de largeur inégale. L'air y eft comme emprifonné, & il eft impoffible que les vents y aient un libre accès, comme cela ferait néceffaire pour le fecouer, le renouveller & le débarraffer des vapeurs que fourniffent les boues abondantes, dès qu'il eft tombé un peu de pluie. Un Magiftrat (*) eftimable par

---

(*) M. Lepayen, Procureur du Roi au Bureau des Finances.

des talens qu'il confacre depuis long-temps à l'utilité de fes Concitoyens, a fenti cet inconvénient; il emploie toute l'autorité de fa Place à y remédier, & nos defcendans jouiront enfin de ce bienfait, fi ceux qui lui fuccéderont mettent le même courage & la même fermeté à vouloir le bien public, & à le procurer, malgré les fréquentes réclamations de l'intérêt perfonnel.

Si l'on parcourt en Obfervateur les divers quartiers de cette Ville, il fe préfente une foule de caufes nuifibles à la fanté de fes Citoyens, & qui méritent la plus férieufe attention; on ne peut guere fe défendre d'un mouvement de pitié, quand on voit que le danger phyfique, néceffairement attaché à la réunion des hommes dans une enceinte bornée, n'eft ici combattu par

aucun des moyens qu'on pourroit lui oppofer, & que l'induf-
trie humaine n'a prefque rien
fait pour la falubrité d'un air
continuellement refpiré par qua-
rante mille hommes, qui reftent
expofés à toutes les influences
d'une atmofphere peftilentielle.

Il y a, dans l'intérieur de la
Ville, dans les quartiers même
les plus habités, dix ou douze
cimetieres, remplis de cadavres
corrompus, & tout couverts de
leurs débris. Il s'en éleve continuellement une vapeur infectée,
dangereufe dans tous les temps
& dans tous les lieux; l'air en
eft toujours altéré dans les environs, & ce fluide ne peut plus
être refpiré fans donner lieu aux
événemens les plus funeftes. Il
porte dans les humeurs un principe acrimonieux, qui en défu-
nit les parties, vicie le fluide
nerveux, & produit ces fievres

putrides exanthémateufes & ma-
lignes qui ont tant de proximité
avec la pefte.

Il n'eft pas rare à Metz, lorfqu'on creufe une foffe, d'en voir
tirer des morceaux de cadavres
à demi-pourris, qui répandent
au loin des miafmes putréfians,
& d'une fétidité infupportable.
Et, comme fi l'on avoit craint
d'échapper à la contagion, on
étoit parvenu à changer en tom-
beau le Sanctuaire de la Divinité.
L'œil bienfaifant du Gouverne-
ment n'a pas dédaigné de s'ar-
rêter un moment fur cette caufe
féconde de maladies, & il a fenti
combien il étoit important de
l'anéantir. „ Il n'a donc plus été
„ permis à la piété orgueilleufe
„ & deftructive des Habitans, de
„ pourrir dans les Eglifes d'une
„ maniere diftinguée, & d'y ré-
„ pandre l'infection de la mort.
Il feroit bien à defirer que
cette

cette réforme fût plus complete
par le tranfport de tous les cimetieres hors de la Ville, dans
des lieux qui feroient défignés
par les Médecins. On pourroit
alors difpofer d'un plus grand
terrain, & l'on ne feroit pas
obligé d'ouvrir auffi fouvent dans
les mêmes endroits. On éviteroit
d'imprégner l'air des miafmes qui
s'élevent des cadavres à demi-
pourris, qu'on eft obligé de dé-
couvrir & d'enlever pour faire
place à d'autres dans un terrain
trop refferré. Quand on n'ob-
tiendroit du déplacement des cimetieres que cet avantage, il feroit fuffifant pour y déterminer ;
mais il eft facile de concevoir
qu'il ne feroit pas le feul, & il
me femble que la fanté générale
des Citoyens, eft un objet affez
important pour ne pas calculer
l'augmentation de peines qu'il y
auroit à tranfporter les cadavres

B

un peu plus loin pour leur donner la sépulture. Ceux qui objecteroient cette difficulté, ne prouveroient pas un grand zele pour le bien public.

Le quartier des Juifs est une autre cause toujours subsistante de l'infection de l'atmosphere. La mauvaise odeur constante de l'air qu'on y respire, est une nouvelle preuve du danger de l'entassement des hommes & des animaux. Des rues fort étroites, des maisons très-élevées, dans un espace trop resséré pour la quantité des Habitans ; des familles nombreuses accumulées, dans de petits appartemens ; les écuries, la tuerie, la boucherie, tout est rassemblé entre des bornes très-rapprochées, d'une maniere à détruire les propriétés utiles de l'air, & à le rendre méphytique.

Il y auroit deux moyens de

remédier à cet abus : l'un , de
fixer d'une maniere invariable le
nombre des Juifs qui doivent
habiter ce quartier , & de le
calculer fur fon étendue; l'autre,
de leur donner un terrain où ils
puiffent fe mettre plus au large
& pulluler avec plus d'aifance
pour eux , & plus de falubrité
pour ceux qui les environnent.
Je n'examine pas lequel de ces
deux moyens feroit préférable
en politique, & s'il feroit pof-
fible, comme je le crois, de
tirer parti de cette nation , en
l'agrégeant légalement à la claffe
des Cytoyens utiles. Je ne
porte fur cet objet que l'attention du Phyficien, qui obferve les dangereux effets de cet
entaffement, & qui en indique
le remede.

A toutes ces caufes nuifibles fe joignent les émanations
putrides des foffés qui environ-

nent la Ville, de ceux fur-tout
où des eaux marécageufes, bour-
beufes & fétides font en ftagna-
tion. Les déjections abondantes
d'une partie de la Garnifon, qui
font reçues & féjournent dans
plufieurs de ces foffés; la quantité infinie d'infectes & de plan-
tes qui y meurent & y pourriffent, fourniffent en tout
temps, mais particuliérement
pendant les chaleurs, des exhalaifons empoifonnées qui agif-
fent, à la maniere des levains, fur
les humeurs contenues dans
l'eftomac & les inteftins, &
même fur la maffe générale, où
elles peuvent s'introduire par
tant de voies.

Perfonne n'ignore l'extrême
puanteur qu'exhalent les gros
excrémens quand ils pourriffent.
On fait que la vapeur qui s'en
éleve eft moffétique, & peut
afphyxier ceux qui la refpirent

de trop près & en trop grande quantité.

Seroit-il si difficile de remédier à cet inconvénient ? L'abondance des eaux qui environnent la Ville, la situation des rivieres qui l'arrosent, présentent par-tout des moyens sûrs & naturels de corriger ces abus. On pourroit, par l'établissement de quelques canaux, diriger les eaux dans les fossés, & en déterminer l'écoulement en leur donnant de la pente. Je ne m'étends pas davantage sur cet objet, il existe, à Metz, assez d'Ingénieurs instruits qui pourroient dresser des plans exacts des travaux à faire pour remédier à cette cause d'infection.

Il résulte, de tout ce qui précede, que la Ville de Metz est nécessairement enveloppée d'une atmosphere habituellement froide & humide, & presque tou-

jours fétide. Les vents du midi
qui pourroient corriger ce froid,
font arrêtés & refroidis par les
montagnes des Vofges, dont le
fommet eft couvert de neiges
jufqu'au milieu de l'été, & quelquefois plus tard. Ils n'arrivent
à Metz que chargés d'une partie
de ces neiges qu'ils ont fondues
& diffoutes. En traverfant la
Lorraine ils ont paffé fur des
forêts, des rivieres, des étangs,
& fur un fol généralement humide. Ils fe font donc chargés,
autant qu'ils l'ont pu, des vapeurs aqueufes dont l'atmofphere de la Lorraine eft remplie,
& c'eft dans cet état qu'ils viennent fe mêler à celle que refpirent les Meffins.

Lorfque les vents du midi par-
viennent par leur conftance à
corriger le froid de l'atmofphere
de Metz, ils n'en font pas pour
cela plus avantageux, puifqu'ils

. nniſſent alors la chaleur à l'humidité , dont les effets réunis
ſont ſi funeſtes.

Les vents de l'eſt , qui ſont
ordinairement ſecs , contribuent
un peu à diminuer l'humidité de
l'air , mais les vents du couchant
ont bientôt détruit ce bon effet
par leur diſpoſition pluvieuſe.
Ajoutons à cela , que la fonte
des neiges par les chaleurs de
l'été , groſſit ordinairement les
deux principales rivieres qui ar-
roſent le Pays Meſſin , & y cau-
ſent quelquefois des déborde-
mens. Les eaux répandues hors
de leur lit ordinaire préſentent
plus de ſurface à l'air, qui s'en
abreuve toujours davantage ,
juſqu'à ce qu'elles retombent en
ſerein abondant au coucher du
ſoleil, ou en pluies qui durent
pluſieurs jours. Ces pluies tombent & ſéjournent ſur les feuilles
des arbres des forêts nombreuſes

dont le Pays Meſſin eſt environné, d'où elles ſont abſorbées
de nouveau par les vents qui les
rapportent dans l'atmoſphere.

Heureuſement que cette humidité générale, & ſur-tout l'humidité chaude des vents du midi,
eſt ſouvent corrigée par les vents
du nord, dont l'accès à Metz eſt
entiérement libre. Ces vents
ſont toniques & propres à rele-
ver les fibres muſculaires de leur
affaiſſement. La ſanté ferme &
la vigueur conſtante des Peuples
du nord, ſont une puiſſante
preuve en leur faveur. Ils ne
ſont cependant pas exempts de
danger dans les premiers momens où ils ſe font ſentir. Ils
peuvent nuire aux poitrines dé-
licates, & occaſionner des fluxions catarrales en reſſerrant
les vaiſſeaux tranſpiratoires. A
Metz, ils produiſent ſouvent cet
effet, ſur-tout quand ils ſucce-

dent aux vents du midi ou de l'oueſt, moins peut-être parce qu'ils ſuppriment la tranſpiration qui eſt habituellement foible, que parce qu'en augmentant ſubitement le ton des fibres, ils reſſerrent les vaiſſeaux & le tiſſu cellulaire de la peau, & forcent par-là l'humeur catarrale à ſe porter ſur quelque partie moins extérieure, à s'y dépoſer & à y former des embarras qui ne ſe détruiſent pas ſans le ſecours de la fievre.

Ces vents ne diminuent d'ailleurs que foiblement l'humidité, qui eſt par conſéquent la qualité dominante de l'atmoſphere de la Ville de Metz. On peut s'en convaincre ſans le ſecours des hygrometres ou d'autres expériences compliquées. Il ſuffit d'ouvrir les yeux ſur mille petites preuves à portée de tout le monde, & dont on eſt conti-

C 5

nuellement environné : le fel de cuifine éloigné du feu eft pref- que toujours humide, le fer fe rouille aifément, le linge s'hu- mecte, le pied des murs fe charge de mouffe & verdit, toutes les chambres, dans lefquelles on ne fait pas de feu en hiver, font remplies d'humidité, j'ai vu des tapifferies de papier s'y gâter par cette caufe, & des eftampes précieufes s'y détruire par la moi- fiffure.

Cette humidité abondante & habituelle dont l'air eft impre- gné, explique pourquoi dans la belle faifon le ferein & les ro- fées font quelquefois fi confidé- rables; pourquoi, dans les autres faifons, les brouillards, les pluies, la neige, le givre font fi fré- quens & fi abondans.

Par-tout, dit Huxham avec Sanctorius & tous les Médecins obfervateurs, l'humidité froide diminue la tranfpiration & la répercute; l'atmofphere de Metz étant habituellement humide & froide, doit donc produire conftamment cet effet ; aufli n'y exifte-t-il guere de maladies qui ne le reconnoiffent pour caufe éloignée, & fouvent pour caufe prochaine. La conftitution catarrale eft la plus ordinaire, mais fon intenfité & fes effets varient felon la conftitution des faifons, c'eft-à-dire, felon qu'il fait plus ou moins chaud, ou plus ou moins froid, car ces deux états de l'air éprouvent, à Metz, des variations promptes & inattendues, & c'eft encore là une autre qualité nuifible de l'atmofphere de cette Ville. La température paffe quelquefois fubitement du degré de la congelation & au deffus à plufieurs degrés au deffous de la glace. Il n'eft pas rare d'obferver ces chan-

gemens d'un jour à l'autre, ou
même du matin au foir dans le
même jour.

Ces variations fubites & confidérables produifent de très-
mauvais effets ; elles agravent les
maladies exiftantes, & donnent
naiffance à une infinité d'autres.
L'ordre qu'elles doivent obferver, par rapport aux faifons,
peut en être interverti jufqu'à
un certain point, de maniere
que les maladies qui paroiffent
le plus ordinairement pendant
l'automne ou le printemps, peuvent fe montrer pendant l'été,
s'il eft moins chaud qu'il ne doit
l'être, & pendant l'hiver dans
le temps où le froid n'auroit pas
plus d'intenfité qu'à l'automne
ou au printemps. » Si le froid
» ou le chaud, dit Hippocrate,
» fe font fentir dans le même
» jour, on verra les maladies
» d'automne ; elles dureront

„ d'autant plus long-temps que
„ l'intempérie régnante aura été
„ plus durable , & elles devien-
„ dront épidémiques. „ On obferve fouvent à Metz cette va-
riété d'effets ; ce qui n'empêche
pas qu'en général les faifons ne
s'y fuccedent d'une maniere fenfible.

L'automne eft la faifon où
la température eft la plus uni-
forme , la plus conftante & la
plus agréable ; le beau temps fe
prolonge pour l'ordinaire jufques
vers le milieu de Novembre. Des
pluies fuccedent bientôt à ces
beaux jours , & durent tant que
les vents d'oueft fe foutiennent ,
mais dès que ceux du nord les
remplacent, ils amenent le froid,
& l'hiver eft décidé ; c'eft ordinairement dans le mois de Dé-
cembre.

Pendant les mois de Janvier
& de Février, il furvient des

alternatives de gelées & de dé-
gels, de neiges & de pluies. La
gelée eſt cependant aſſez conſtante pendant le mois de Février.
Alors le froid eſt quelquefois
très-piquant; le thermometre de
Réaumur deſcend juſqu'à dix &
douze degrés au deſſous du terme
de la glace.

Cette température s'adoucit
au mois de Mars, il paroît quelques beaux jours qui ſont trou-
blés par le froid, la pluie, les
giboulées. Cette inconſtance du
temps ſe ſoutient juſques vers
le milieu de Mai, temps où le
ſoleil commence à ſe montrer
plus ſouvent. Quelquefois la fin
de Mars & le commencement
d'Avril ſont aſſez chauds pour hâ-
ter la végétation qui ſe trouve
ſubitement arrêtée enſuite par
quelques gelées vers les premiers
jours du mois de Mai. Cet évé-
nement eſt aſſez marqué pour

priver les Meſſins des fruits prin-
taniers.

Ces variations du printemps
ſont auſſi une cauſe fréquente
de maladies pour les Citoyens
qui ſe preſſent de jouir des premiers beaux jours & de quitter
les habits d'hiver. Sydenham,
ce Médecin célebre qui a mérité
le ſurnom d'*Hippocrate Anglois*,
prétend " qu'il meurt plus de
" monde pour s'être dégarni
" avant le temps, ou pour s'être
" imprudemment expoſé à la
" fraîcheur, ayant chaud, qu'il
" n'en périt par la peſte, la
" guerre & la famine, ces fléaux
" ſi ſouvent acharnés à la perte
" du genre humain. "

Rien de ſi commun à Metz
que les maux qui ſont les triſtes
effets de ce deſir précoce de
jouir des premiers momens du
printemps : on prend des vêtemens plus légers, on ſort des

maifons, même de la Ville,
pour recueillir avec empreffement les premiers rayons du foleil, on fe livre à une promenade longue & active, les pores
s'ouvrent, la tranfpiration fe
répand au dehors ; enfin, fatigué par un exercice devenu
exceffif, refpectivement au repos
dans lequel on s'étoit engourdi
pendant tout l'hiver, on profite
du premier endroit commode
pour s'y repofer, & dans le moment où les fens fe livrent le
plus délicieufement au fpectacle
nouveau dont on jouit, il furvient un nuage, le foleil fe voile,
le froid recouvre fes droits, la
peau en eft affectée, les pores
fe refferrent, la tranfpiration fe
fupprime, elle eft retenue dans
le tiffu cellulaire, ou répercutée
fur les organes intérieurs, &
bientôt on devient la victime de
fon imprudence.

Une précaution essentielle dans tous les temps contre ces accidens, seroit de porter sous la chemise, immédiatement sur la peau, une de ces petites camisoles connues sous le nom de *fergettes*. Elles transmettent à la chemise la matiere de la sueur, & lorsqu'elle vient à se refroidir, la peau garantie par la fergette n'en est point affectée.

Les commencemens de l'été sont rarement fort chauds, à cause des montagnes des Vosges, qui, comme je l'ai dit, gênent le cours des vents du midi, & les privent d'une partie de leur chaleur. Dès qu'il a fait un peu chaud pendant quelques jours, il survient des orages qui refroidissent l'air & forcent bientôt à recourir à des vêtemens moins légers. Ce n'est guere que vers la fin de Juillet, &

pendant le mois d'Août, qu'il exifte à Metz des chaleurs un peu vives & conftantes, c'eft fur-tout vers le temps de la moif-fon.

Les mois de Septembre & d'Octobre nous ramenent le matin quelques brouillards qui fe diffipent vers dix ou onze heures, & quelquefois plutôt, ce qui n'empêche pas que l'automne ne foit la faifon la plus agréable.

Si nous rapprochons ce tableau de celui de l'état habituel de l'atmofphere à Metz, nous verrons que, pendant la moitié de l'automne, tout l'hiver & une grande partie du printemps c'eft le regne de l'humidité froide, & que, pendant l'été & les premiers jours de l'automne, l'atmofphere eft chaude & humide, ou tiede & humide. Ces conftitutions ne font modifiées

que par les vents d'eſt & de
nord qui diminuent l'humidité
& la chaleur , & s'oppoſent à ce
que leurs effets ſoient auſſi nui-
ſibles qu'ils pourroient l'être ,
ſans leur ſecours. C'eſt à cela
qu'il faut attribuer la différence
qui ſe trouve dans le nombre
des maladies d'une année, com-
paré à celui d'une autre. Lorſ-
que les vents correctifs ont ſoufflé
ſouvent & long-temps , les maladies ſont moins nombreuſes &
moins funeſtes ; mais s'ils ont
peu ſoufflé , les effets réunis &
ſucceſſifs des mauvaiſes qualités
de l'atmoſphere , multiplient les
maladies qui deviennent plus ou
moins ſérieuſes , ſelon le degré
du froid ou de la chaleur.

Dans tous les cas , ces maladies ont toujours à-peu-près le
même caractere ; mais il a plus
ou moins d'intenſité. Elles tien-
nent en général des maladies

catarrales. Elles font ordinairement fimples au printemps :
on voit, dans cette faifon, les
enchiffrenemens, les rhumes, les
efquinancies légeres, les atta-
ques paffageres de rhumatifmes,
les fievres vernales, &c.

L'hiver, lorfque le vent du
nord fouffle, elles fe compli-
quent d'inflammation; elles pren-
nent la forme de pleuréfies, de
péripneumonies, d'angines, d'at-
taques violentes de rhumatifmes, &c.

Vers la fin de l'été, après
les chaleurs vives de la moif-
fon, lorfque la bile a été exal-
tée, la difpofition bilieufe s'unit
à la difpofition catarrale, &
l'on voit régner des fievres catarrales - bilieufes & péripneu-
moniques; le plus fouvent il s'y
joint de la putridité, & l'en-
geance vermineufe vient encore
les compliquer davantage.

La conftitution putride eft ,
à la vérité, la fuite de la dégé-
nération des humeurs occafion-
née par la chaleur humide ; mais
on a vu qu'à Metz il s'y joint
d'autres caufes locales qui en dé-
terminent plus fûrement le caractere. On ne doit donc pas être
furpris de voir les fievres s'y
compliquer de tant de manieres
différentes.

Si les chaleurs de l'été n'ont
pas été bien vives, & que la
matiere tranfpirable répercutée ,
ainfi que la matiere jaune bilieufe, fe foient plus épaiffies
qu'exaltées, elles produifent des
engorgemens difficiles à réfou-
dre. Si c'eft le poumon qui s'en
trouve furchargé , il en réful-
tera, vers la fin de l'automne,
des fauffes péripneumonies. Si
ces matieres s'établiffent dans les
vifceres du bas-ventre , il en
naîtra des engorgemens qui pro-

duiront des fievres intermittentes opiniâtres; ou bien, il fe for-
mera des obftructions qui don-
neront dans la fuite naiffance à
bien des maux , & d'où réfultent,
pour l'ordinaire, des hydropifies
de différentes efpeces.

Telles font les maladies dont
l'obfervation nous prouve l'exif-
tence à Metz & dans les environs. » Elles ne viennent pas
» tout d'un coup , quoique leur
» irruption paroiffe fubite, elles
» s'accumulent par degrés, « felon la remarque d'Hippocrate.

Il eft des circonftances parti-
culieres qui , fans changer l'influence marquée des faifons fur
le corps humain & fur les maladies qui l'attaquent, peuvent
faire varier ces maladies & les
rendre plus ou moins graves.
Par exemple , dans les années
où l'on a éprouvé une forte de
difette , où le pain étoit fi rare

& fi cher, que les Citoyens de la claffe inférieure étoient forcés de s'en priver, & de s'alimenter de fubftances ou peu nourriffantes ou mal faines, il n'auroit pas été étonnant que les maladies ordinaires à chaque faifon euffent revêtu des formes différentes, & euffent préfenté des fymptomes plus effrayans que les années précédentes. C'eft au Médecin à diftinguer les effets de l'inanition, de ceux de la conftitution.

La différence qui exifte entre la nourriture des riches & celle des pauvres, ainfi qu'entre leur maniere de vivre, mérite auffi quelqu'attention de la part du Médecin praticien ; car dans l'exercice d'un Art auffi difficile, on ne fauroit avoir trop de *données*, on ne fauroit trop les comparer, les difcuter, les combiner, fi l'on veut fe procurer quelques réfultats fatisfaifans, quelques conféquences certaines.

Après avoir démontré l'origine commune des maladies qu'on obferve le plus ordinairement à Metz, il me refteroit à établir plus fpécialement leur nature, leur divifion & la meilleure maniere de les traiter. Je me propofe d'en faire l'objet de plufieurs autres Mémoires qui ferviront de fuite & de développemens à celui-ci. Je me contenterai, pour le terminer & remplir le but que je me fuis propofé, d'indiquer les moyens les plus fimples & le plus à la difpofition de tous, par lefquels on peut prévenir une partie de ces maux & s'en garantir. Je les trouve dans l'ufage raifonné des alimens & de l'exercice.

Ce n'eft pas une tâche facile, que de prefcrire l'efpece d'aliment à laquelle on doit donner
la

la préférence pour conferver la
fanté. Le tempérament de chaque individu eft plus ou moins
décidé, plus ou moins compli-
qué ; dans l'un il favorife l'action des caufes de maladies ;
dans l'autre, il s'y oppofe &
l'anéantit, felon cette maxime
d'Hippocrate : ,, Une chofe in-
,, commode l'un & fait du bien
,, à l'autre, parce qu'un corps
,, differe d'un corps, une conf-
,, titution d'une conftitution, un
,, aliment d'un aliment. ،،

De la combinaifon de ces diverfes circonftances réfulte l'em-
ploi des alimens dont il faut
confeiller l'ufage ; mais il m'eft
impoffible de m'aftreindre ici à
toutes ces regles fpéciales, ce
n'eft pas le tempérament individuel que j'examine, c'eft le
tempérament national, la maniere d'être habituelle d'un Peuple entier ; c'eft l'influence gé-

C

nérale du climat & des faifons.

Nous avons vu que le caractere le plus marqué de l'atmofphere de Metz eft l'humidité
froide. Quels font les alimens
qui conviennent le mieux pour
en corriger ou prévenir l'influence maladive ? Il n'eft pas
néceffaire, pour répondre à cette
queftion, de faire de grandes
recherches fur la nature des fubftances alimentaires & de la matiere nutritive qu'elles fourniffent. Ce n'eft pas le cas d'étaler
avec luxe les principes chymico-
phyfiques fur lefquels eft fondé
le travail de la digeftion. Il fuffit
de préfenter en peu de mots
le réfultat fûr de l'obfervation
fur cet objet.

Il eft conftant que dans le
Nord & pendant l'hiver, par
un vent fec, on mange davantage & l'on digere plus facile-

ment. Sous la ligne, au contraire, pendant l'été & quand les vents font humides, on mange moins & le travail de la digestion est plus lent. C'est la connoissance de ces variétés, & le bon usage qu'on peut en faire, qui mettent le Médecin à portée de tourner au profit de la machine les ressources que la nature nous offre en elle ; car c'est la nature qui est le premier maître du Médecin, & il n'est heureux qu'à proportion qu'il en saisit la marche avec plus de facilité, & qu'il la suit avec plus de précision.

C'est la force & l'activité des solides contenus dans de justes bornes, qui entretiennent la régularité des fonctions qui constituent la santé. Si cette force diminue, les liquides ne font plus préparés comme ils doivent l'être. Ils deviennent ou trop

fluides ou trop épais, & souvent
ils ont ce double vice dans des
parties différentes. Ils s'arrêtent,
Ils croupiffent & deviennent acrimonieux, les fecrétions fe fuf-
pendent & la machine fe dé-
traque : tels font les effets les
plus ordinaires d'un air froid &
humide.

Dans ces circonftances, il
faut donner du ton, exciter la
nature languiffante, ranimer les
fonctions, éloigner, en un mot,
les difpofitions prochaines de maladies. Des alimens corroborans,
des affaifonnemens de toute efpece, des boiffons fortifiantes
peuvent y contribuer.

Le pain bien cuit, les alimens
bien épicés, les viandes roties,
les légumes atténuans : le céleri,
le perfil, le creffon, le raifort,
la moutarde, les trufles, les ra-
ves, les afperges, les artichaux,
les chicoracés conviennent pen-

dànt la fin de l'automne, tout
l'hiver & le printemps. La boif-
fon doit être du bon vin vieux.

Pendant l'été, cette diete
échauffante doit diminuer à proportion de la chaleur : les fruits
acidules, les légumes de la faifon , s'oppofent à la diffolution
du fang & corrigent la difpofition aux fievres putrides. Il feroit fort utile d'en faire la bafe
de fa nourriture pendant cette
faifon , fi l'eftomac n'en eft pas
trop fatigué : les fraifes , les ce-
rifes , les grofeilles, les prunes
bien mûres , & fpécialement les
mirabelles, délaient les humeurs
épaiffies, les divifent & les ren-
dent plus fluides, elles corrigent
l'acrimonie de la bile & réta-
bliffent les fecrétions.

En automne , il faut y ajouter
l'ufage des fruits fondans de
toute efpece, leur fuc favon-
neux & fucré contribue à divi-

C 3

fer les matieres pituiteufes &
bilieufes épaiffies, & les prépa-
rent à être évacuées naturellement par les couloirs des inteftins. Il eft rare que les perfonnes
qui ont fait ufage de ces fruits,
foient expofées aux maladies de
cette faifon. Il eft d'expérience
que c'eft un moyen fûr de prévenir les dyffenteries, les fievres
bilieufes, & de corriger la difpofition atrabilieufe qui produit
les fauffes péripneumonies & les
obftructions des vifceres.

J'ai fouvent entendu, à Metz,
demander aux Médecins fi l'on
pouvoit y faire ufage de café?
C'eft ici le lieu de préfenter fur
cet objet des réflexions qui puiffent mettre tout le monde à
portée de répondre à cette queftion.

L'ufage du café a eu des dé-
fenfeurs zélés & des adverfaires
opiniâtres; on l'a loué avec en-

thoufiafme, on l'a blâmé outre
mefure. Il eft vraifemblable qu'on
ne s'y eft pas déterminé fans
motif. On cite de part & d'autre des faits fur lefquels on ap-
puie fes raifonnemens. Si les
faits font vrais & pourtant con-
traires, il n'eft pas étonnant qu'on
en ait tiré des conféquences différentes. Quelle eft donc la caufe
de cette oppofition ? C'eft que
l'on a tiré des conféquences gé-
nérales & abfolues de quelques
faits particuliers & relatifs ; c'eft
qu'on a examiné l'ufage du café,
en fuppofant ce qui eft impoffible , un état de fanté parfaite
dans tous ceux qui en pren-
nent ; c'eft qu'on a regardé la
fanté comme une & généralement la même dans toute l'efpece , tandis que chaque homme
a fa fanté perfonnelle dépen-
dante de fa maniere d'être par-
ticuliere & proprement indivi-

duelle , indépendamment de la
fanté générale des Habitans d'un
même Pays , vivans fous le même
climat ; c'eft qu'on n'a pas voulu
faire attention qu'entre les bû-
veurs de café , les uns ont la
fibre lâche , les liquides épais &
glaireux , le tempérament phleg-
matique & lent ; & que dans
les autres , les fibres exécutent
leur mouvement ofcillatoire avec
promptitude & vivacité , la circulation fe fait avec une facilité
& une liberté qui ont plutôt
befoin de frein que d'aiguillon.
Eft-il néceffaire , après cela ,
de faire voir qu'il ne falloit
avancer fur l'ufage du café au-
cune affertion générale; qu'il en
eft des qualités utiles & nuifibles
de cette fubftance , comme de
celles de toutes les fubftances
connues; qu'elles font purement
relatives , qu'elles ne fauroient
être généralement nuifibles ni

généralement utiles, puifqu'elles
ne s'exercent pas fur des fujets
parfaitement femblables. L'étin-
celle, quoique toujours la même,
ne produit pas toujours les mêmes
effets : elle enflamme la poudre,
elle s'éteint dans l'eau.

Concluons donc que le café
n'eft ni bon ni mauvais abfolument, & qu'il n'a d'effet utile
ou nuifible que relativement aux
circonftances. La décoction de
café eft échauffante, elle augmente l'action des folides & la
qualité active du fang. Il eft
prouvé par l'expérience, qu'elle
accélere la digeftion, & qu'elle
augmente la tranfpiration infenfible ; elle convient donc à ceux
qui vivent dans une atmofphere
froide & humide, quand d'ailleurs le tempérament individuel
n'en fait pas craindre l'action fur
des fibres trop tendues, trop
feches, & fur un fyftême ner-

veux trop irritable & exceffive-
ment fenfible.

Ce font donc les alimens épicés, le bon pain, les vins choi-
fis, le café dont les riches font
ufage, qui les foutiennent contre
les influences catarreufes de l'atmofphere Meffine. Les pauvres,
qui n'ont pas les mêmes avantages, peuvent trouver une ref-
fource non moins utile dans l'exercice auquel ils font forcés. Il
fupplée à leurs alimens, il en
corrige les mauvaifes qualités,
en fortifiant les organes de la
digeftion, en donnant de l'activité à toute l'économie animale.

Les anciens Médecins, con-
vaincus de la néceffité du mouvement, établirent des regles &
des préceptes fur les différentes
manieres de s'exercer, & ils en
firent un Art, qu'ils appellerent
Gymnaftique Médicinale. Cet
Art a fourni dans tous les temps

à la Médecine les fecours les plus étendus & les fuccès les plus frappans. Il triomphe principalement dans tous les cas où l'humidité froide de l'atmofphere diminue ou fupprime la tranfpiration, relâche les folides, ralentit leur mouvement ofcillatoire & par conféquent la circulation, rend les fecrétions languiffantes, fupprime les excrétions, & occafionne par-là des maladies lentes & pituiteufes, des congeftions locales dues à des humeurs épaiffies ou ftagnantes, des engorgemens, des obftructions, &c. Tels font les effets les plus ordinaires de l'atmofphere de Metz. Les indications qu'ils nous préfentent continuellement à remplir, font de ranimer toutes les fonctions, en rendant aux fibres le degré de ton & d'élafticité dont elles manquent.

Le propre du mouvement eft
d'augmenter les ofcillations de la
machine ; la légere fecouffe qu'é-
prouve l'eftomac , facilite fon
action ; la fuccuffion de tous les
vifceres aide la fecrétion à laquelle ils font propres , elle favorife le dégorgement des vaiffeaux obftrués ; les fucs épaiffis
fe divifent , ceux qui font dif-
fous & épanchés fe réforbent ,
la compreffion immédiate &
réitérée des fibres voifines les
force à chercher une iffue ; le
frottement affez fenfible des ha-
billemens fur la furface de la
peau excite une tranfpiration
abondante. Ainfi l'exercice pro-
cure la diffipation des matieres
évacuables qui , fans lui , refte-
roient dans la machine au grand
détriment de l'économie animale. Il n'y a donc point dans
l'atmofphere Meffine de moyen
plus puiffant pour entretenir la

fanté & prévenir les maladies, que l'exercice.

Les perfonnes du fexe, naturellement inactives au phyfique, fe préferveroient de toutes les maladies de nerfs fi communes de nos jours, fi elles fe livroient davantage au mouvement. „ Si l'on travailloit, dit „ Sanctorius, fi l'on faifoit de „ l'exercice, on pourroit fe paf- „ fer de Médecins & de reme- „ des. „ Il n'y a point, dit auffi „ le Chancelier Bacon, de dif- „ pofition à la maladie, qu'un „ exercice approprié ne puiffe „ corriger. «

Cependant l'exercice pratiqué avec excès, ou mal-à-propos, peut devenir nuifible. Il faut qu'il foit réglé à proportion des forces, & varié felon les befoins.

Le temps, la durée, le lieu de l'exercice ne font pas indiffé-

rens. L'expérience a prouvé que
le mouvement convient mieux
avant le manger, & fur-tout
avant le dîner. J'ai dit qu'il ren-
doit le cours des humeurs plus
libre, & qu'il les difpofoit davantage aux fecrétions & aux
excrétions. Pour produire fruc-
tueufement ces effets, il faut
que la digeftion foit abfolument
terminée, que les matieres nutritives foient propres à être appli-
quées, & que celles qui doivent
être évacuées foient difpofées à
l'évacuation. L'exercice ne peut
donc convenir que long-temps
après avoir mangé ; c'eft ce qui
a fait dire à Sanctorius ,, que
,, l'exercice qu'on fait entre la
,, feptieme & la douzieme heure
,, avant le repas, fait fortir en
,, une heure plus de matieres
,, tranfpirables, qu'en trois heu-
,, res dans tout autre temps. ,,
C'eft auffi fur ce fondement que

que Galien conseille un repos
entier à ceux chez qui la digestion
& la coction se font lentement
& imparfaitement, jusqu'à ce
qu'elles soient achevées. L'exercice, pendant la digestion, précipite la distribution des humeurs
avant que chacune d'elles soit
élaborée dans la masse générale,
& ait acquis les qualités néces-
saires pour la fonction à laquelle
la nature l'a destinée ; d'où s'en-
suivent des acidités, des engorgemens, des obstructions.

Un léger exercice après le
repas peut cependant être utile
à ceux dont les humeurs trop
épaisses circulent avec tant de
lenteur, qu'elles ont besoin continuellement d'être excitées dans
leur cours.

Quant à la durée de l'exercice, Galien lui a fixé des loix
sages & auxquelles il est utile de
se soumettre. Il conseille de con-

tinuer l'exercice, 1°. jusqu'à ce qu'on commence à se sentir un peu gonflé; 2°. jusqu'à ce que la couleur de la surface de la peau semble s'animer un peu plus que dans le repos; 3°. jusqu'à ce qu'on se sente une légere lassitude; 4°. enfin jusqu'à ce qu'il survienne une petite sueur, ou du moins qu'il s'exhale une petite vapeur chaude de toute la surface du corps. Dès qu'un de ces effets paroît, il faut discontinuer l'exercice, il ne pourroit pas durer plus long-temps sans devenir excessif, & par conséquent nuisible.

Le premier & le second de ces signes, annoncent que le cours des humeurs est assez libre, puisqu'il a pénétré dans les petits vaisseaux de la peau, & que la transpiration est disposée à s'y faire convenablement. Le troisieme prouve qu'on a fait une

dépenfe fuffifante de forces, &
le quatrieme , que le fuperflu
des humeurs fe diffipe, & qu'ainfi
l'objet de l'exercice à cet égard
eft rempli.

Il faut fe livrer à la promenade
dans le temps que l'air eft ferein
& tempéré, deux heures après le
lever & avant le coucher du foleil ; l'air trop chaud ou trop
froid feroit nuifible. C'eft l'avis
d'Hippocrate. C'eft auffi celui
de Celfe : ,, Evitez le foleil du
,, midi , difoit-il aux Romains,
,, éloignez-vous du bord d'un
,, fleuve ou des étangs, & ne
,, vous fiez point à un ciel cou-
,, vert de nuages, de peur que
,, vos corps ne paffent trop ra-
,, pidemont de la chaleur au
,, froid. ,,

Le confeil d'éviter le foleil du
midi eft prefqu'inutile. Il eft peu
d'hommes qui s'expofent à ce
degré de chaleur, fans chercher

l'ombre avec empreffement. Il l'eft bien davantage pour les Dames ; elles ne font pas affez imprudentes pour livrer leur reint aux ravages du foleil. Mais ces motifs mêmes qui font rechercher l'ombre, expofent à des dangers dont on fe défie peu. On attend que le foleil fe couche pour fe montrer à la promenade , dans l'intention d'y refpirer le frais, & c'eft ce frais fi recherché , qui eft une des fources les plus fécondes des maladies catarrales : lorfque le foleil fe couche , l'air fe refroidit , il perd une partie de la propriété qu'il empruntoit de la chaleur , de tenir en diffolution une plus grande quantité d'eau. Cette eau , devenue furabondante , fe précipite à la furface des corps qui s'y trouvent expofés ; la tranfpiration fe fupprime , & il en réfulte des enchifrene-

mens, des douleurs de tête, &
tout le cortege des maux qui
dépendent de la tranfpiration répercutée.

Le danger devient plus iné-
vitable, fi le lieu où l'on fe pro-
mene eft voifin d'une riviere,
l'humidité qui s'en éleve fe joint
à celle que l'air laiffe échapper,
& leurs effets réunis n'en deviennent que plus nuifibles.

Il n'eft pas plus fage de choifir
l'après-fouper pour fe livrer au
plaifir de la promenade ; l'humidité de l'air eft augmentée, & fon
activité malfaifante s'eft fortifiée
par fon refroidiffement. ›› Ceux
›› qui cherchent, dit Sanctorius,
›› à refpirer un air trop frais
›› après le fouper, s'expofent à
›› une fuppreffion affurée de la
›› tranfpiration infenfible, fur-
›› tout dans les parties du corps
›› qui ne font pas vêtues. «« Dès
la nuit même ou le jour fuivant,

on fent du froid & de la péfanteur à la tête & fur le cou, il
furvient des friffons vagues &
un peu de fievre; quelquefois
on en eft quitte pour un écoulement, une deftillation de l'humeur âcre répercutée, qui s'é-
paiffit bientôt & continue de
s'évacuer par le nez ou par les
crachats en peu de jours : mais
il arrive d'autres fois qu'il fe fait
un engorgement plus opiniâtre.

Il eft donc effentiel d'éviter
les impreffions de ce froid humide, & lorfqu'on eft forcé de
s'y expofer, il faut fe vêtir affez
pour n'en être pas incommodé.
C'eft ainfi qu'en choififfant fes
alimens, en faifant de l'exercice
à propos, on parviendra à corriger les influences vicieufes de
l'air que les Meffins refpirent:
ces moyens font au pouvoir de
tout le monde; quant à ceux qui
pourroient corriger la fétidité

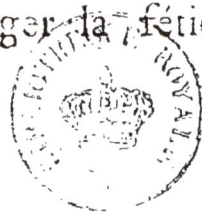

www.ingramcontent.com/pod-product-compliance
Lightning Source LLC
Chambersburg PA
CBHW070903210326
41521CB00010B/2042